BEI GRIN MACHT SICH IHR WISSEN BEZAHLT

Strategien des betrieblichen Gesundheitsmanagements. Ein fiktives Fallbeispiel

Alexander Seifried

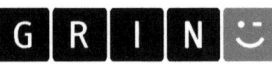

Bibliografische Information der Deutschen Nationalbibliothek:

Die Deutsche Nationalbibliothek verzeichnet diese Publikation in der Deutschen Nationalbibliografie; detaillierte bibliografische Daten sind im Internet über http://dnb.d-nb.de abrufbar.

ISBN: 9783346357519
Dieses Buch ist auch als E-Book erhältlich.

Druck und Bindung: Books on Demand GmbH, Norderstedt Germany
Gedruckt auf säurefreiem Papier aus verantwortungsvollen Quellen

Das vorliegende Werk wurde sorgfältig erarbeitet. Dennoch übernehmen Autoren und Verlag für die Richtigkeit von Angaben, Hinweisen, Links und Ratschlägen sowie eventuelle Druckfehler keine Haftung.

Das Buch bei GRIN: https://www.grin.com/document/984132

Erstellung eines ganzheitlichen BGM-Konzepts für die fiktive Quantum GmbH

Abschlussarbeit: Betrieblicher Gesundheitsmanager

26.04.2020

Alexander Seifried

Inhalt

ABBILDUNGSVERZEICHNIS

Sofern nichts anderes angegeben sind alle Abbildungen und Tabellen aus eigener Darstellung

Hinweis: In dieser Arbeit wird aufgrund der besseren Lesbarkeit nur das Maskulinum verwendet. Frauen und weitere Geschlechtsidentitäten sind damit ausdrücklich auch angesprochen.

Vorwort

Die Quantum GmbH soll durch die Erstellung eines multidisziplinären BGM-Konzeptes eine umfassende Neuausrichtung der gesundheitlich relevanten Strukturen erfahren. Für die Einführung eines ganzheitlichen betrieblichen Gesundheitsmanagements erfolgen eine Bedarfsanalyse, eine Festlegung der nötigen Prozesse und Methoden, sowie die Bereitstellung der Ressourcen zur Durchführung und Analyse der Maßnahmen. Um den Erfolg des Gesundheitsmanagements zu quantifizieren, wird weiterhin eine regelmäßige Evaluation durchgeführt. Für ein Gelingen der Maßnahmen ist das BGM als strategisches Ziel des Unternemens anzusehen und mit der nötigen Relevanz darzustellen.

1. Bedarfsanalyse

Die Voraussetzung für die Einführung gesundheitsförderlicher Maßnahmen stellt eine umfassende Bedarfsanalyse dar. Diese soll den Gesundheitsstatus der Beschäftigten erfassen, sowie Risiken und Potenziale zur BGM-Gestaltung aufdecken. Um die Erhebung quantitativ und damit messbar zu machen, sowie die Compliance der Teilnahme zu erhöhen, bietet sich ein detaillierter Fragebogen mit mindestens Ordinalskalierung an.

Erst nach einer genauen Erhebung des Ist-Zustandes und möglicher Ansatzpunkte, kann die weitere Planung von Maßnahmen beginnen. In der nachfolgenden Planungsphase soll ein Gesundheitszirkel eingeführt werden, um konkrete Handlungsschritte zu vereinbaren. In der darauffolgenden Evaluationsphase wird der Erfolg der Maßnahmen mit einer erneuten Befragung rückblickend beurteilt und dient als Ansatzpunkt eines neuen Handlungskreislaufs.

Ein weiterer Vorteil der präzisen Vorausplanung ist die argumentative Stellung gegenüber der Geschäftsleitung bei der Etablierung des BGM.

Folglich sieht die zeitliche Abfolge bei der Einführung eines Gesundheitsmanagements idealerweise so aus (Matusiewicz und Kaiser 2018 Tintor und Schaupp 1.)

:

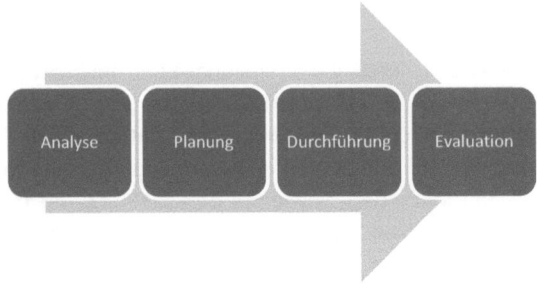

Einige Parameter, die für die Einführung eines BGM relevant sind, sind allerdings bereits bekannt und bieten eine erste Orientierung für die Erstellung eines   geeigneten   Fragebogens:

Tabelle 1 Ziele nd Motive für BGM

Themenfeld	Beweggründe für BGM
Übergeordnetes Ziel der Quantum GmbH	• Höchste Qualität der Produkte • Hohe Mitarbeiterzufriedenheit und Mitarbeiterbindung • Betriebsrat und Betriebsarzt kennen die gesundheitsbezogenen Probleme im Unternehmen • Arbeitssicherheits- und Arbeitsschutzausschuss beibehalten und ausbauen • Geschäftsleitung ist BGM gegenüber grundsätzlich aufgeschlossen • BGM-Relevanz erkannt aber keine hohe Priorität bisher • Gute Wirtschaftliche Lage – Kapital für Investition in Mitarbeitergesundheit ist durchaus vorhanden • Erkannte gesundheitliche Risiken an Bildschirmarbeitsplätzen, sowie der teilweise monotonen körperlichen Arbeit in der Produktion • Mitarbeiter aller Tätigkeitsbereiche gleichermaßen erreichen und fördern • Bekannte Problematik der Störung am Arbeitsplatz, sowie Übelkeit und Rückenbeschwerden in der Produktion

Wünsche der Mitarbeiter	• Verbessertes Kantinenangebot • Reduktion körperlicher Beschwerden und Störungen
Herausforderungen	• Hoher Krankenstand von durchschnittlich 16 Tagen p.a. • V.A. Mütter schulpflichtiger Kinder und Mitarbeiter über 50 Jahren • Produktionsmitarbeiter klagen über Probleme

Aus der Analyse der bereits bekannten Faktoren ergeben sich bereits vor der weiteren Planung einige Ziele, die im Lauf der Befragung und Planung kanalisiert und präzisiert werden.

Themenfeld	**Erwarteter Nutzen eines BGM**
Übergeordnetes Ziel der Quantum GmbH	• Höhere Produktivität • Sicherstellung der Qualität • Einhaltung der Auftragslage • Chance als Arbeitgeber • Imageförderung • Produktivität und Leistungsbereitschaft erhalten und verbessern • Identifikation mit dem Unternehmen und Wohlbefinden am Arbeitsplatz verbessern • Mitspracherecht der Mitarbeiter erhöhen • Außenwirkung: Unternehmensimage verbessern und einen Wettbewerbsvorteil in der Rekrutierung von Fachkräften zu gewinnen • Innenwirkung: Beschwerden und Anliegen der Mitarbeiter ernst nehmen
Wünsche der Mitarbeiter	• Kantinenangebot verbessern • Störungen minimieren • Gesundheitsförderliche Arbeitsplatzgestaltung • Verbesserte Arbeitsbedingungen
Herausforderungen	• Rückgang des Krankenstands

	• Gezielte Adressierung der kritischen Arbeitnehmergruppen

1.1 Analyse betrieblicher Kennzahlen

Das Unternehmen Quantum GmbH beschäftigt Mitarbeiter in den fünf Abteilungen Einkauf, Personal, Produktion, Produktentwicklung und Vertrieb.

Wie bereits erwähnt ist der Krankenstand der Mitarbeiter eine der größten Herausforderungen der Quantum GmbH und ausschlaggebend für die Etablierung eines BGM. Dieser liegt mit 16 Tagen pro Jahr und Mitarbeiter über den durchschnittlichen Fehlzeiten laut BKK von 14,2 Tagen. Diese Angaben decken sich mit den bekannten Beschwerden einiger Mitarbeiter aus der Produktion, welche über körperliche Beschwerden und schlechte Arbeitsbedingungen klagen. Im Detail sind das Rückenbeschwerden und Übelkeit durch Umwelteinflüsse. In anderen Abteilungen finden vor allem sitzende Tätigkeiten statt, welche als Risikofaktor für berufsbedingte Beschwerden einzustufen sind. Dort werden weiterhin vor allem Störungen bei der Arbeit als Hindernis genannt Außerdem fehlen meist Mitarbeiter über 50 Jahren und Mütter schulpflichtiger Kinder.

Vorbeugende Maßnahmen gelten dabei für alle Tätigkeitsbereiche, die noch keine Auffälligkeiten berichtet haben, wie der Außendienst. Hier gilt es durch geeignete Präventive Maßnahmen das gesundheitliche Risiko der Tätigkeit zu minimieren und Schutzfaktoren zu stärken. Ein übergeordnetes Ziel eines BGM ist es, alle Mitarbeiter zu erreichen und deren individuelle Arbeitssituation im Rahmen von Verhaltens, -und Verhältnisprävention gesundheitsförderlich zu gestalten.

1.2 Analyse der Unternehmensdemografie

Es werden bei Quantum derzeit 3x mehr Männer als Frauen beschäftigt. Die Altersstruktur ist hingegen weitestgehend ausgeglichen. Dennoch ist die demografische Entwicklung ein fortschreitender Prozess, der ständiger Aufmerksamkeit bedarf, um eine Überalterung des Unternehmens zu verhindern und gleichzeitig den Wissenstransfer auf jüngere Mitarbeiter gewährleisten zu können. Anhand der erhöhten Fehlzeiten älterer Beschäftigter ist die alter(n)sgerechte Gestaltung der Erwerbstätigkeit eine offensichtliche Herausforderung der Quantum GmbH.

Während die Fehlzeiten von Männern über 50 vor allem auf körperliche Beschwerden durch die Arbeit zurückzuführen sind, ist anzunehmenden, dass Frauen mit Kindern im schulpflichtigen Alter aus anderen Gründen fehlen. Hier sollten Betreuungsmodelle und die Klärung sozialer Risikofaktoren diskutiert werden (Vgl. Aufgabenstellung).

1.3 Mitarbeiterbefragung

Um den Ist-Zustand über die bekannten Parameter hinaus zu analysieren, sowie einen Interventions, -und Evaluationsansatz zu erarbeiten, wird ein Fragebogen erstellt, der freiwillig von allen Mitarbeitern ausgefüllt werden kann. Eine hohe Compliance ist dabei bereits ein Hinweis auf die Akzeptanz späterer Maßnahmen (Vgl. Abb.1) (Tintor und Schaupp).

1.3.1 Ergebnisse der Mitarbeiterbefragung

Zur Veranschaulichung der Ergebnisse, werden die erhobenen Daten in den nachfolgenden Diagrammen dargestellt. Diese zeigen die fiktiven Ergebnisse der Mitarbeiterbefragungen. In weiteren Interventionsperioden können die aktuellen Daten dann als Referenzwerte genutzt werden. Weiterhin können weitere statistische Analysen, Modellierungen, sowie die Erstellung relevanter Indizes die erhobenen Daten verwenden. Die Teilnahmequote an der Befragung liegt bei 67% und lässt auf eine hohe Teilnahmebereitschaft schließen. Die Diagramme werden unter Abbildung 2 zusammengefasst.

Mitarbeite Befragung:

Ihre Meinung ist uns wichtig! Als Arbeitgeber möchten wir uns Ihren Bedürfnissen als Mitarbeiter erkundigen.
Die Teilnahme ist selbstverständlich freiwillig und anonym. Wir bitten Sie daher die Fragen wahrheitsgemäß und vollständig zu beantworten. Weitergehendes und vertrauliches Feedback können sie zudem an die zuständige Fachkraft für betriebliche Gesundheit richten.

Vielen Dank für Ihre Zeit und Unterstützung!

1. Angaben zu Ihrer Person (bitte ankreuzen)

Abteilung	Alter
Einkauf	<35
Produktion	35-44
Produktentwicklung	44-50
Personal	>50
Vertrieb	

2. Angaben zu Ihrer Tätigkeit

Thema	Stimme zu	Stimme eher zu	Stimme eher nicht zu	Stimme gar nicht zu	Keine Angabe
Zufriedenheit					
Auch in 5 Jahren sehe ich mich noch im Unternehmen.					
Ich bin zufrieden mit meiner Arbeit.					
Führungsstil der Vorgesetzten					
Meine zuständige Führungskraft weiß um meine Stärken und setzt mich dementsprechend					
Die Zielsetzung der Vorgesetzten ist klar und deutlich.					
Körperliche Belastung					
Ich kann die die körperlichen Belastungen und Anforderung meines Arbeitsfeldes gut bewältigen.					
Ich fühle mich häufig gestresst bei der Arbeit.					
Aufgrund der Arbeit erleiden körperliche Beschwerden.					
Betriebsklima					
Das Verhältnis zu meinen Kollegen im Team ist gut.					
In meinem Arbeitsumfeld fühle ich mich wohl.					
Probleme kann ich offen ansprechen.					
Arbeitsumgebung					
Am Arbeitsplatz habe ich die Möglichkeit meine Körperhaltung zu wechseln.					
Ein konzentriertes Arbeiten ist möglich.					
Arbeitsaufgabe und Anforderung					
Ich fühle mich meiner Arbeitsaufgabe gewachsen und sie überfordert mich nicht.					
Meine Karrierechancen und Aufstiegsmöglichkeiten sind gut.					
Die Förderung der Weiterbildung ist gegeben.					

Abbildung 1: Mitarbeiterbefragung

Ergebnisse Mitarbeiterzufriedenheit:

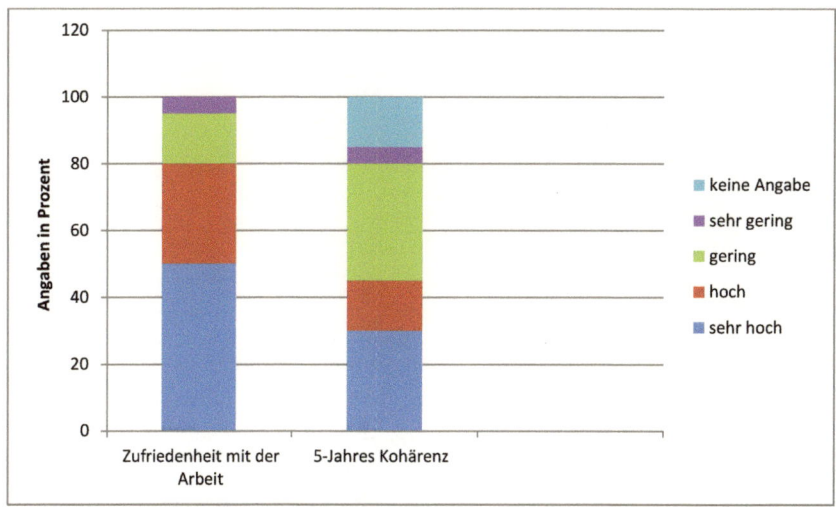

Abbildung 2: Ergebnisse der Mitarbeiterbefragungen

Ergebnisse Führungsstil:

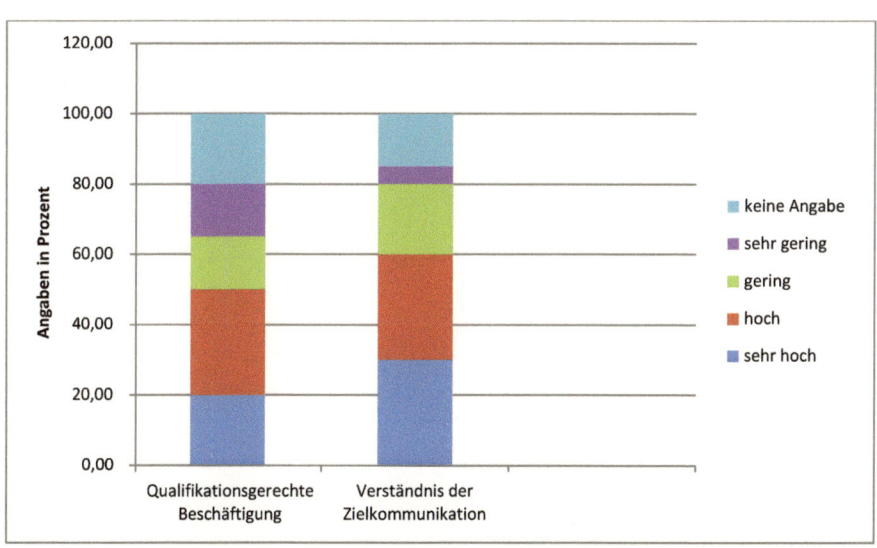

Ergebnisse körperliche Belastung:

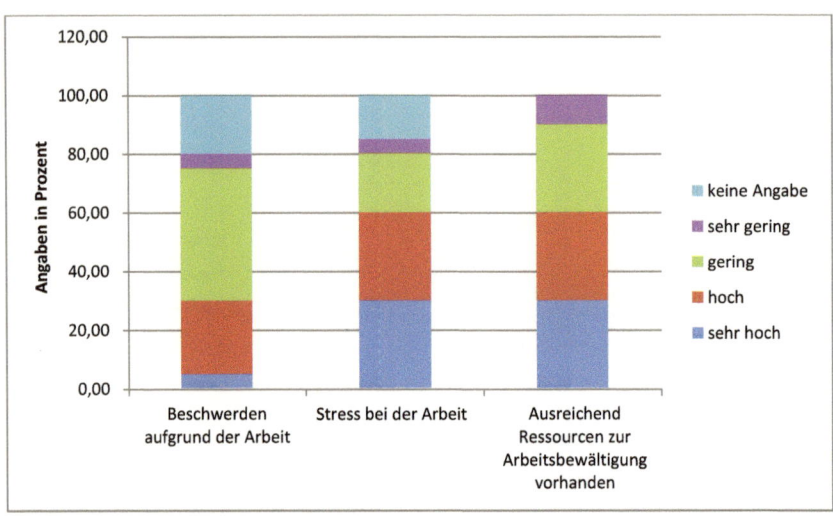

Ergebnisse Arbeitsumgebung

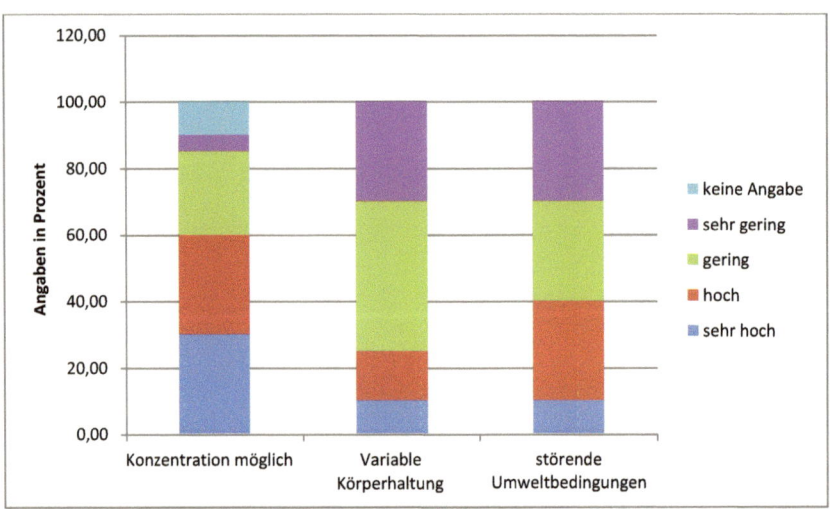

Ergebnisse Arbeitsumgebung in der Produktion

Da bereits bekannt ist, dass in der Produktion gänzlich andere Arbeitsbedingungen herrschen wie in den restlichen Abteilungen des Unternehmens wird besonders dieser Bereich auch differenziert dargestellt.

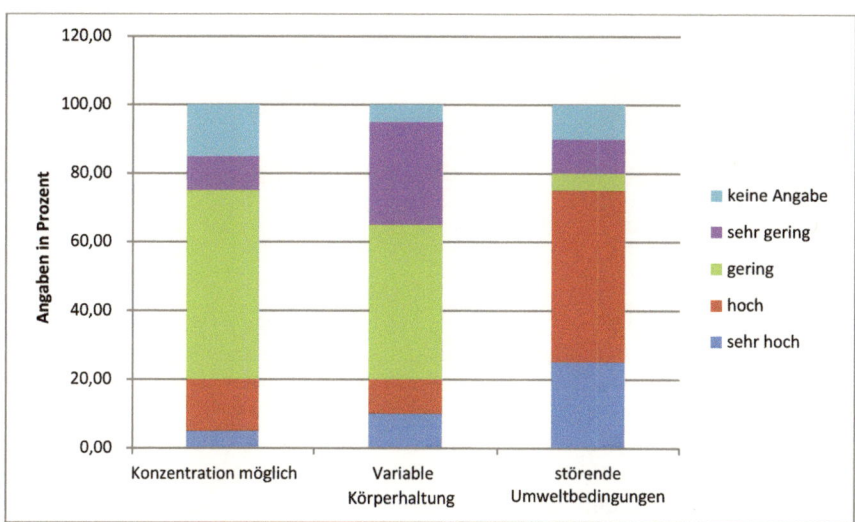

Ergebnisse Arbeitsaufgabe

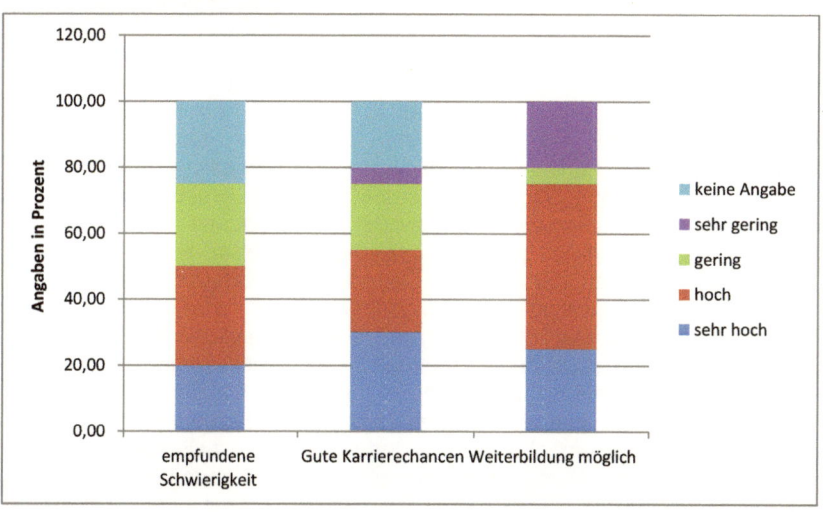

Ergebnisse Betriebsklima

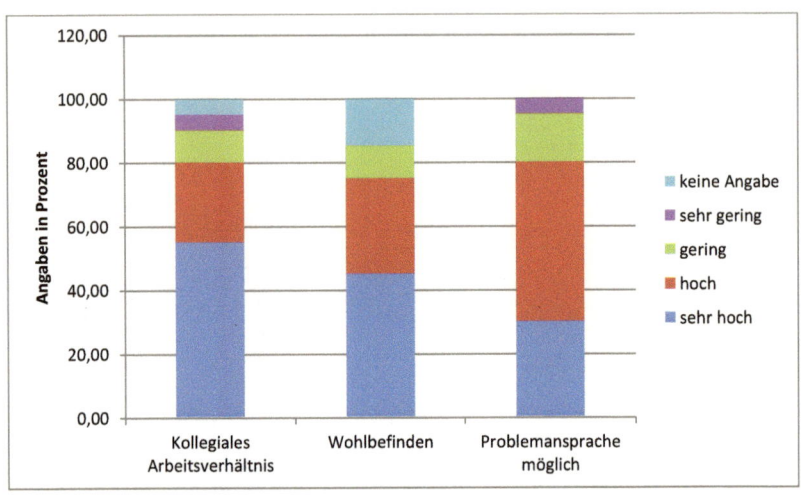

Die dargestellten Ergebnisse aus Abbildung 2 zeigen eine insgesamt hohe Mitarbeiterzufriedenheit, jedoch leicht abweichende Identifikation mit dem Unternehmen bezüglich der 5-Jahres Bindungsbereitschaft. Während die meisten Mitarbeiter angeben gut oder sehr gut über die Zielkommunikation der Führungskräfte Bescheid zu wissen, machten ca. 20% bei den Fragen nach dem Führungsstil keine Angabe, was eher als negativ interpretiert werden kann. Die Befragung des Managements (s.u.) soll darüber weitere Informationen liefern. Dies gilt ebenso für die qualifikationsgerechte Beschäftigung, wobei sich die meisten Mitarbeiter dennoch als ihrer Qualifikation entsprechend beschäftigt sehen. Die körperliche Arbeit wird im Durchschnitt als gering angegeben, wobei sich die Ergebnisse zwischen verschiedenen Abteilungen unterscheiden. Ungeachtet des genauen Risikoprofils der Tätigkeit geben nur ein kleiner Anteil an, sehr geringe Beschwerden aufgrund der Arbeit zu empfinden. Weiterhin beschreibt ein Großteil der Belegschaft abteilungsübergreifend ihre Tätigkeit als stressauslösend, gibt aber gleichzeitig an, über ausreichend Ressourcen für dessen Bewältigung zu verfügen. Bezüglich der Arbeitsumgebung fällt auf, dass in Abteilungen, die nicht zu Produktion gehören, konzentriertes Arbeiten Möglich ist, allerdings von mangelnder Variation der Körperhaltung berichtet wird. Störende Arbeitsumgebungen werden verschieden zwischen gering und hoch wahrgenommen. Diese werden in der Produktion dagegen als hoch bis sehr hoch eingestuft. Dies korreliert weiterhin mit der geringeren

Konzentrationsfähigkeit, sowie der Körperhaltung, was einen kausalen Zusammenhang nahelegt. Die empfundene Schwierigkeit der Arbeitsaufgabe fällt dagegen inhomogen aus, was auf unterschiedliche Qualifikationsstufen der Mitarbeiter, bzw. Optimierungsbedarf in der leistungsgerechten Aufgabengestaltung suggeriert. Die Karrierechancen werden von den Mitarbeitern als eher hoch eingeschätzt, ebenso wie die Möglichkeiten der Weiterqualifikation. Das Betriebsklima weist hohe Zufriedenheitswerte auf. Das Wohlbefinden am Arbeitsplatz scheint daher differenziert von weiteren Arbeitsbelastungen interpretierbar zu sein (Tintor und Schaupp 1)

1.4 Managementbefragung

Analog zu der Befragung der Mitarbeiter, soll die Befragung des Managements eine weitere Perspektive bieten und die Daten vervollständigen. Weiterhin ist es essenziell, alle Führungskräfte in die Etablierung des BGM einzubeziehen. Diese tragen eine besondere Verantwortung und sollen eine Vorbildfunktion einnehmen. Die Fragen beinhalten dabei eine Selbstreflexion der Themenfelder Arbeitszeitgestaltung, Führungsstil, Empowerment, Arbeitsaufgaben und Voraussetzungen bezüglich des BGM. Matusiewicz und Kaiser 2018; Tintor und Schaupp 2).

1.4.1 Ergebnisse der Managementbefragung

Aufgrund der geringen Anzahl der Führungskräfte im Unternehmen im Vergleich zu allen anderen Mitarbeitern, wurde für die Erhebung der Führungskräftebefragung ein qualitativer Ansatz gewählt. Dieser ist zwar aufwändiger auszuwerten, bietet aber detailliertere Antwortmöglichkeiten.

Die Befragung ergab eine generelle Bereitschaft für die Planung und Durchführung gesundheitsfördernder Maßnahmen. Dies ist stark positiv zu werten, da die Compliance der Führungskräfte ein kritischer Faktor bei der Einführung eines BGM ist. Während mit Gleitzeit schon ein zeitlich flexibles Arbeitsmodell besteht, sind Programme wie Job-Sharing noch nicht vorhanden und bietet Potenzial, vor allem bezüglich der Fehlzeiten von Elternteilen. Die Aus, -und Weiterbildungsmöglichkeiten entsprechen dem branchenüblichen Standard, könnten aber seitens der Führungskräfte noch weiter ausgebaut werden. Flache Hierarchien werden laut den Führungskräften bereits praktiziert, was sich im positiven Betriebsklima widerspiegelt. Bei der Kommunikation der Ziele beschreiben einige Führungskräfte, noch Verbesserungsmöglichkeiten zu sehen - ebenso wie bei den Zielvereinbarungsgesprächen. Unbezahlter Urlaub ist in den meisten Abteilungen nach Absprache möglich und stärkt die Arbeitnehmerkultur. Für die Entwicklung des betrieblichen Gesundheitsmanagements zeigen die Führungskräfte Interesse und sind bereit neue Strukturen zu schaffen.

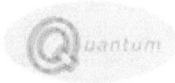

Management Befragung:

Ihre Meinung ist uns wichtig! Als Arbeitgeber möchten wir uns nach Ihren Bedürfnissen als Führungskräfte erkundigen.
Die Teilnahme ist selbstverständlich freiwillig und anonym. Wir bitten Sie daher die Fragen wahrheitsgemäß und vollständig zu beantworten. Weitergehendes und vertrauliches Feedback können sie zudem an die zuständige Fachkraft für betriebliche Gesundheit richten.

Vielen Dank für Ihre Zeit und Unterstützung!

1. **Angaben zu Ihrer Person (bitte ankreuzen)**

Abteilung	Alter	Personalverantwortung?
Einkauf	<35	<5 Mitarbeiter
Produktion	35-44	5-10 Mitarbeiter
Produktentwicklung	44-50	10-25 Mitarbeiter
Personal	>50	>25 Mitarbeiter
Vertrieb		

2. **Angaben zu Ihrer Tätigkeit (bitte formulieren Sie Ihre Antwort**

Thema	Ihre Antwort
Arbeitsumgebung	
Ein angepasster Wechsel von Arbeitsaufgaben findet statt.	
Wir bieten ortsunabhängiges Arbeiten an	
Regelung der Arbeitszeiten	
Wir ermöglichen unseren Mitarbeitern unbezahlten Urlaub zu nehmen. .	
Wir ermöglichen unseren Mitarbeitern Job-Sharing.	
Wir bieten unseren Mitarbeitern flexible Arbeitszeitmodelle	
Voraussetzungen für BGF	
Wir sind bereit auf Grundlage der Analyse der Ist-Situation, Projekte und Maßnahmen im Rahmen des BGMs und BGFs zu planen.	
Wir sind dazu bereit, Mitarbeiter in die Planung und Entwicklung von Prozessen miteinzubeziehen.	
Wir kommunizieren die Maßnahmen systematisch und konsequent an unsere Mitarbeiter.	
Führungsstil der Vorgesetzten	
Wir führen in flachen Hierarchien.	
Arbeitsaufgabe und Anforderung	
Wir teilen die Arbeitsaufgabe individuell und entsprechend der jeweiligen Fähigkeiten zu.	
Wir bieten unseren Mitarbeiter regelmäßige Fortbildungen an	
Wir führen in regelmäßigen Abständen Zielvereinbarungsgespräche mit unseren Mitarbeitern.	

Abbildung 3: Managementbefragung

2. Umsetzung

Die Umsetzung eines BGM erfordert entsprechende Ressourcen innerhalb des Unternehmens. Diese sind einerseits wirtschaftlicher Natur, andererseits auch stark von der Bereitschaft der Mitarbeiter und Führungskräfte, sowie der Unternehmensorganisation abhängig. Die Quantum GmbH ist aufgrund der starken Auftragslage und der Ergebnisse der Mitarbeiter, -und Managementbefragung in einer aussichtsreichen Lage, ein erfolgreiches BGM zu etablieren. Die Mitarbeiter zeigten bei der Befragung eine hohe Teilnahmequote und sind bekanntermaßen auch gewillt, an der Mitgestaltung der Programme im Rahmen eines Empowerments (Badura 2006) teilzunehmen.

Die Aufgabe des betrieblichen Gesundheitsmanagers ist es, diese Rahmenbedingungen zu identifizieren und zu kanalisieren, um darauf funktionierende Maßnahmen entwickeln zu können.

Werden verschiedene Home-Office und Job-Sharing Ansätze geprüft und sollen vorranging für Personengruppen mit hohen Fehlzeiten angeboten werden können. Entsprechende Möglichkeiten werden durch den Betriebsrat entwickelt. Hierdurch sollen die größten aktuellen Herausforderungen des Unternehmens sofort angegangen, jedoch parallel durch langfristige Maßnahmen gestützt und erweitert werden.

Weitere Maßnahmen mitsamt den Prozessen und Evaluation werden im Folgenden detailliert dargestellt Tintor und Schaupp 2.

2.1 Gesundheitszirkel

Der Wunsch nach Empowerment der Mitarbeiter kann optimal in der Bildung eines Gesundheitszirkels gelöst werden. Dieser ermöglicht durch seine Freiwilligkeit ein Mitspracherecht auszuüben, ohne durch langwierige Tätigkeiten eine zusätzliche Arbeitsbelastung darzustellen. Somit ist der Gesundheitszirkel ein nützliches Tool für die Etablierung eines BGM, das auch von den Mitarbeitern akzeptiert und genutzt wird. Er macht aus den „Betroffenen Beteiligte".

Andersherum nützt der Gesundheitszirkel der Geschäftsleitung der Quantum GmbH durch die Schaffung einer Organisationsstruktur, die weitestgehend eigenverantwortlich gesundheitsförderliche Maßnahmen vorschlagen und planen kann. Somit finden sich Interessierte Mitarbeiter zusammen und Handeln dort entsprechend den Wünschen der Mitarbeiter und werden aufgrund der Freiwilligkeit gleichzeitig entsprechend ihrer eigenen Interessen und Qualifikationen handeln können. Die Voraussetzungen eines partnerschaftlichen Betriebsklimas und flacher Hierarchien innerhalb des Unternehmens sind für die Arbeit mit einem Gesundheitszirkel weiterhin gegeben.

Als erster Handlungsschritt findet dabei ein Gespräch der Geschäftsleitung mit der Fachkraft für betriebliche Gesundheit statt, in dem wichtige Rahmenbedingungen wie Potenziale, mögliche Herausforderungen und zeitliche Struktur geklärt werden können. Wenngleich auch Maßnahmen des BGM der Produktivität und Effizienz der Arbeit zumeist zugutekommen, so darf die Planung und Durchführung der Maßnahmen dennoch nicht die zeitlichen Abläufe im Unternehmen massiv beeinträchtigen.

Im Anschluss an das Gespräch ist das Ziel, geeignete Mitarbeiter für den Gesundheitszirkel zu finden. Hierfür eignen sich Informationsveranstaltungen, Aushänge, das Intranet oder eine E-Mail. Gesucht werden zwischen fünf und 8 Teilnehmern, um einen qualifizierten Austausch gewährleisten zu können, gleichzeitig aber nicht von zu vielen Akteuren abhängig zu sein und zu lange Sitzungen zu verursachen. Die Fachkraft für betriebliches Gesundheitsmanagement kann als externe und neutrale Person den Gesundheitszirkel moderieren und oder Denkanstöße und Durchführungshinweise geben.

Das Unternehmen verfügt in ausreichendem Maße über die notwendigen Räumlichkeiten und kann den Gesundheitszirkel in einem Besprechungsraum tagen lassen.

Der Gesundheitszirkel sollte mindestens einen Mitarbeiter aus jeder Abteilung, sowie einen Betriebsrat einschließen, um aus jedem Tätigkeitsfeld einen Vertreter zu haben. Somit soll sichergestellt werden, dass alle Arbeitsanforderungen und Arbeitsplätze gleichermaßen in der BGM-Gestaltung Berücksichtigung finden. Gemeinsam sollen umfassende Maßnahmen geplant, durchgeführt und evaluiert werden. Diese sollen jedoch nicht als Aneinanderreihung von einzelnen Maßnahmen, sondern vielmehr als Teile eines holistischen Systems verstanden werden.

Der Zirkel findet zu diesem Zweck alle 3 Wochen zu 90 - Minütigen Sitzungen des statt. Da die bisherigen Unternehmensstrukturen ab 15:00 eine Reduktion des Arbeitsvolumens erlauben, finden die Sitzungen donnerstags zu dieser Zeit statt. Insgesamt sollen vorerst sechs Termine stattfinden. Die einzelnen Sitzungen sehen grob gegliedert wie folgt aus (Tabelle 2) (Tintor und Schaupp 1).

Tabelle 2: Ablauf der Sitzungen des Gesundheitszirkels

Sitzung	Ziel	Themengebiete
1	Austausch und Kennenlernen	Kennenlernen, Austausch von Erfahrungen bezüglich der Gesundheitssituation
2	Sensibilisierung	Erkennen von Risiken und Potenzialen in der betrieblichen Gesundheit. Ressourcen brainstormen
3	Stressoren identifizieren	Stressoren der Arbeit identifizieren. Ressourcen aufdecken
5	Lösungen erarbeiten	Maßnahmen eruieren, die die identifizierten Herausforderungen adressieren
6	Handeln	Konkrete Handlungsschritte festlegen. Eine Präsentation der Ergebnisse erarbeiten

Der Ablaufplan der Sitzungen ist eine Grobstruktur, in individuell angepasst werden kann.

Im Rahmen der Aufbauorganisation wird dazu zunächst der organisatorische Grundlage der Arbeit im Gesundheitszirkel ist sinnigerweise die bereits erfolgte Mitarbeiter Befragung.

Im Zuge der Ablauforganisation soll festgelegt werden, wie einzelne Handlungsschritte erfolgreich in den zeitlichen Ablauf bestehender Strukturen implementiert werden kann. Weiterhin werden auch räumliche Strukturen geklärt und der Verantwortung der vorher zugewiesenen Verantwortlichen unterstellt. Zu den vom Gesundheitszirkel identifizierten Handlungsfeldern gehören unter anderem:

Tabelle 3: Ergebnisse des Gesundheitszirkels

Abteilung	Handlungsbedarf
Produktion	<ul><li>Arbeitsatmosphäre störungsfrei gestalten</li><li>Störungen und langes Sitzen vermeiden</li><li>Fehlzeiten reduizeren</li></ul>
Produktentwicklung	<ul><li>Arbeitsatmosphäre störungsfrei gestalten</li><li>Störungen und langes Sitzen vermeiden</li></ul>
Vertrieb	<ul><li>Sitzzeiten reduzieren</li><li>Interne Kommunikation verbessern</li><li>Gewährleistung aller Maßnahmen auch im Außendienst</li></ul>
Einkauf	<ul><li>Unternehmensidentifikation verbessern</li><li>Interne Kommunikation stärken</li><li>Störungen minimieren</li></ul>
Führungskräfte und Betriebsrat	<ul><li>Kommunikation der Unternehmensziele verbessern</li><li>Partizipativen Führungsstil pflegen</li><li>Weiterbildungsmöglichkeiten anbieten, v.a. bezüglich Gesundheit</li><li>Vorbildfunktion ausüben</li></ul>
übergreifend	<ul><li>Zeitlich und räumlich flexiblere Arbeitsmodelle</li><li>Kantinenangebot verbessern</li><li>Gesundheitsbildung</li><li>Bewegungs, -und Entspannungsangebote</li><li>Wiedereingliederungsmanagement für Abwesende</li><li>Suchtmittelprävention</li><li>Arbeitsschutz aufrechterhalten</li><li>Ü50- Mitarbeiter und Mütter AU-Tage senken</li></ul>

Die Ergebnisse des Gesundheitszirkels werden in Zusammenarbeit mit der Fachkraft für BGM um einen konkreten Zeitplan ergänzt. Dieser enthält weiterhin die jeweiligen Verantwortlichen, sowie die geschätzten Ressourcen und den Zeitplan jeder Maßnahme. Die vollständigen Ergebnisse werden dann der Geschäftsleitung vorgelegt und mit dem Betriebsrat diskutiert. Durch die Schaffung des Gesundheitszirkels und die Benennung weiterer Verantwortlicher im Unternehmen in Planungs, -und Steuergruppen, kann die Etablierung des BGM zuerst zentral über die Geschäftsleitung genehmigt werden, im Verlauf jedoch teilautonom gestaltet werden, was wiederum Ressourcen spart und die Partizipation innerhalb der Belegschaft vergrößert. In weiteren Planungs, -und Evaluationsperioden kann sich der Gesundheitszirkel als etabliertes Organ natürlich auch aus wechselnden Mitgliedern zusammensetzen (Pfannstiel und Mehlich 2016).

3. Konzeptentwicklung

Um die Ausrichtung des BGM nachhaltig gestalten zu können bedarf es Prozesse, die in sich wiederholenden Strukturen langfristig wirken können. Daher bedient sich die Durchführung des Managements idealerweise dem aus dem Projektmanagement PDCA-Zyklus. Dieser gliedert sich in vier Handlungsphasen, die sich stets zirkulär wiederholen. Daher wird in diesem Kapitel der PDCA-Zyklus erläutert und auf die Quantum GmbH angewandt. (Matusiewicz und Kaiser 2018; Tintor und Schaupp 2).

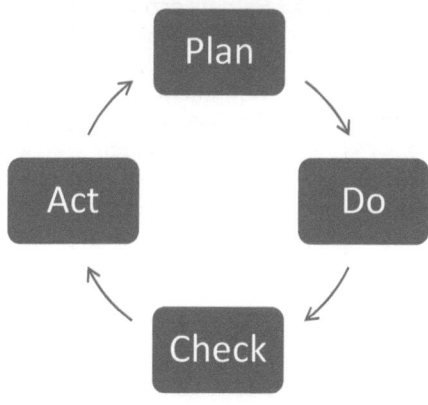

Abbildung 4: PDCA-Zyklus

3.1 Plan

Bevor weitere Schritte unternommen werden können, müssen alle Aktivitäten systematisch geplant und niedergeschrieben werden. So haben alle beteiligten

Akteure einen Überblick über das übergeordnete Ziel, die Maßnahmen, deren zeitliche Abfolge, sowie die nötigen Ressourcen und Zuständigkeitsbereiche. Zunächst wird hierfür der Status quo dargestellt und eine Zieldefinition durchgeführt. Der Ist-Zustand der Quantum GmbH lässt sich anhand der Mitarbeiter, -und Managementbefragung folgendermaßen darstellen:

Tabelle 4:Maßnahmenplanung

	Herausforderungen	Ressourcen	Ziele
Arbeits-bedingungen	• Fehlzeiten durch suboptimale Arbeitsbedingungen in Produktion • Hohe AU-Tage bei Müttern und Mitarbeitern über 50	• Zentraler Firmenstandort • Wirtschaftliche Sicherheit	• Flexible Arbeitsmodelle • Umgestaltung der Arbeitsplätze • Konzept einer Kernzeit störungsfreier Arbeitszeit • Optionen betriebsinterner Kita prüfen
Gesundheits-angebote	• Verhaltens, -und Verhältnisprävention bezüglich gesundheitsförderlicher Aspekte etabliern • Räumlichkeiten und Personal bereitstellen	• Grundlegende Strukturen wie Betriebsarzt und Arbeitsschutz bereits vorhanden • Bewusstsein für BGM vorhanden	• Arbeitsschutz aufrechterhalten • Bewegung, Ernährung, Entspannung anbieten • Aktive Pausen • Kurse • Individuelles Kurzzeitcoaching während der Arbeitszeit • Kantine verbessern, To go-Angebot, sowie Gutscheine für Kooperationspartner für Außendienst
Globalität	• Besonderer Handlungsbedarf bei	• Zentraler Firmenstandort • Aufgeschlossene	• Alle Mitarbeiter erreichen • Hohe compliance

	Berufsgruppen mit hohen AU-Tagen und schlechter Identifikation mit dem Unternehmen • Alle Mitarbeiter inklusive Außendienst miteinbeziehen • Führungsebene miteinbeziehen	Geschäftsleitung und Führungsebene •	• Partizipation der Mitarbeiter • Bonussystem für Teilnahme an Angeboten • Beibehaltung des Gesundheitszirkels
Ergonomie	• Körperliche Beschwerden aufgrund der Arbeitsanforderungen • Hohe Sitzzeiten	• Kapital für Umgestaltungen vorhanden • Mitarbeiter wollen Schulungen	• Sitzzeiten reduzieren • Arbeitsplatzbegehungen • Ergonomieberatung • Umgestaltung der Arbeitsplätze
Arbeits-umwelt	• Belastende Gerüche und Lärm in Produktion	• Räumlichkeiten sind ausreichend groß für Entzerrung der Arbeitsplätze	• Verbesserte Ausstattung von Schutzkleidung • Logistik der Arbeitsabläufe prüfen • Kontakt mit Störquellen reduzieren
Team-Building	• Gutes Betriebsklima aufrechterhalten	• Sehr gute Ausganssituation • Kollegiales Arbeitsumfeld	• Gemeinsame Veranstaltungen planen und durchführen • Jeder Mitarbeiter darf Sportangebote anbieten

3.2.Do

An zweiter Stelle des PDCA-Zyklus steht die Umsetzung der geplanten Aktivität. Ganz konkret werden die geplanten Maßnahmen bei Quantum wie untenstehend umgesetzt. Für das Gesundheitscoaching, die Kursangebote und die interne Kita wird zusätzliches Personal eingestellt und von der Fachkraft für BGM, sowie der Geschäftsleitung geplant Alle weiteren Maßnahmen sollen durch Teilhabe der Mitarbeiter realisiert werden die sich freiwillig in die jeweiligen Arbeitsgruppen von mindestens 2 und höchstens 5 Personen eintragen können. Diese können teilautonom handeln und in Rücksprache mit dem Gesundheitszirkel Maßnahmen durchführen. Falls sich keine Freiwilligen für eine Arbeitsgruppe finden können, agiert die Fachkraft für BGM in Zusammenarbeit mit dem Gesundheitszirkel. Jedoch hat die Besetzung der Verantwortung durch interne Mitarbeiter klare Priorität (Tintor und Schaupp 2)

Schaffung aktiver Pausen und Kursangebote

- Täglich von 12:50-13:05
- In der Arbeitszeit
- 7:30 – 7:45 aktiver Start in den Tag für alle Außendienstler
- Es sollen Präventionskurse mit wechselnden Schwerpunkten angeboten werden die 1x pro Woche nach der Arbeit in der Freizeit stattfinden
- Angebot durch qualifizierten Trainer
- Zuzahlung durch Mitarbeiter wird bei Abschluss zum Großteil über die Krankenkasse erstattet

Kurzzeit-Gesundheitscoaching

- Freiwilliges 15-Minütiges Coaching pro Woche. Ein qualifizierter Trainer gibt individuelles Feedback und Beantwortet Fragen zu, Ernährung, zeigt Übungen und stellt Entspannungstechniken vor
- Mitarbeiter können so individuelle Fragen klären und bedarfsgerecht gecoacht werden
- Findet in der Arbeitszeit statt
- Das Coaching / Training findet in einem wenig genutzten Schulungsraum statt, der mit Kleingeräten ausgestattet wird
- Das Angebot kann Montag bis Donnerstag von 9-15:00 genutzt werden
- Mitarbeiter erhalten individuelle Handouts

Die Arbeits-Kernzeit

- Täglich in der Zeit von 8-11 Uhr sollen keine Meetings stattfinden, Störungen anderer Mitarbeiter besonders vermieden werden, auf angemessene Lautstärke geachtet und nur in Notfällen untereinander kommuniziert werden.
- Telefonanrufe nur tätigen, wenn es zur Hauptaufgabe gehört
- E-Mails nur beantworten, wenn es zur Hauptaufgabe gehört

Flexible Arbeitszeiten

- Neben der Gleitzeit sollen Sabbatjahre, Halbtagsbeschäftigung und Job-Sharing verstärkt angeboten werden
- Home-office Lösungen sollen vor allem für Eltern geprüft werden.
- Arbeit soll auf Vertrauensbasis erfolgen, Zeiterfassung wird über eine App gelöst
- Die Führungskräfte führen lediglich Ergebniskontrollen durch
- Täglich muss eine Stunde Pause genommen werden, diese kann flexibel aufgeteilt werden

Betriebsinterne Kita

- Eltern können unter der Leistung eines geringen Eigenanteils ihre Kinder auch in der betriebsinternen Kindertagesstätte betreuen lassen
- Diese übernimmt die Kernzeitbetreuung von 8-14 täglich von Montag bis Freitag.
- Hierfür wird eine Betreuungskraft eingestellt und ein Raum für bis zu 8 Kinder eingerichtet.
- Die Kosten für die Betreuung abzüglich des Eigenanteils sind geringer als die kumulativen Kosten des Arbeitsausfalls der Elternteile.

Ergonomieberatung und Arbeitssicherheit

- 1x Monatlich führt die Fachkraft für betriebliche Gesundheit Arbeitsplatzbegehungen durch und identifiziert Potenziale in der Arbeitsplatzgestaltung
- Störende Umwelteinflüsse sollen protokolliert werden
- Anregungen zu Körperhaltung und Reduktion der Sitzdauer, sowie Pausengestaltung
- Die Fachkraft für Arbeitssicherheit führt zudem unangemeldet Kontrollen der Arbeitssicherheit durch

Ernährung

- Verbesserung des Kantinenangebots
- Mitspracherecht der Beschäftigten
- Nudging: Es soll jeden Tag ein Vitalgericht zur Auswahl stehen, das etwas günstiger ist als die anderen
- Salatbar
- Wasser und Obst ist kostenlos
- To-Go Optionen für Außendienst
- Feedbackbogen zum Kantinenessen einführen
- Qualitätsmanagement überprüft Einhaltung hygienischer Standards

Gesundheitsbildung

- Freiwillige Vorträge zu verschiedenen Themen des Gesundheitsverhaltens durch die Fachkraft für BGM
- Führungskräfte werden mit Nachdruck eingeladen, eine Vorbildfunktion bei der Wahrnehmung von Angeboten einzunehmen
- Newsletter per Mail mit Ideen für die Pausengestaltung, Rezepten und weiteren Gesundheitstipps. Der Newsletter wird von gemeinsam mit der Fachkraft für BGM erstellt

Corporate Identity

- Das gute Betriebsklima soll genutzt werden, um darauf eine gemeinsame Unternehmenskultur, ein und ein Unternehmensleitbild aufzubauen
- Eine gelungene Identifikation mit der Corporate Identity ist unerlässlich für Mitarbeiterbindung und die Akzeptanz von BGM-Maßnahmen

Partizipation

- Einführung eines Kummerkastens
- Möglichkeit für jeden Mitarbeiter Quartalsweise einen Feedbackbogen zu den Gesundheitsnageboten auszufüllen
- Mitgestaltung der Bewegungsangebote und des Kantinenkonzepts
- Mitwirkung im Gesundheitszirkel

24

3.3 Check

Der dritte Teil des Zyklus beinhaltet die Wirksamkeitsüberprüfung bezüglich der entwickelten Zielsetzungen. Hierfür wird die Zufriedenheit der Mitarbeiter und deren Bereitschaft, an verschiedenen Angeboten teilzunehmen mittels eines Fragebogens erhoben. In einer weitergehenden Kosten-Wirksamkeitsanalyse wird der Nutzen der geplanten Maßnahmen mit dem nötigen Ressourceneinsatz abgeglichen. Dieser Vergleich kann auf quantitativer und qualitativer Ebene erfolgen und lässt sich unter anderem in felgenden Feldern messen:

- AU-Tage
- Wohlbefinden
- Zufriedenheit
- Arbeitsunfälle
- Störungsfreiheit
- Ausgaben für Lohnfortzahlungen
- Motivation
- Mitarbeiterbindung
- Produktivitätssteigerung
- Effektivität
- Effizienz

Eine Zwischen-Analyse zu diesem Zeitpunkt einige Monate nach der Einführung der ersten Maßnahmen zeigt erste Verbesserungen in den Punkten Arbeitsplatzgestaltung und Störungsfreiheit. Weitere Kennzahlen werden laufend erhoben und vor allem am Jahresende statistisch ausgewertet. Die Kosten der bisherigen Maßnahmen liegen zwar leicht über den Erwartungen, liegen allerdings noch immer weit unter den zu erwartenden Opportunitätskosten.

3.4. Act

Die vierte Zyklusphase bietet die Möglichkeit, bisherige Prozesse zu reflektieren und die bisherigen Maßnahmen anzupassen oder zu erweitern. Falls gänzlich neue Maßnahmen hinzukommen, befindet sich der Zyklus wieder in der ersten Stufe und beginnt somit von neuem. In der Quantum GmbH sollen die Maßnahmen vorerst alle beibehalten werden, um langfristige Effekte zeigen zu können. Erste Erweiterungen der Maßnahmen beinhalten

25

vor allem Verhaltensschulungen. Einerseits sollen Mitarbeiter geschult werden, die getroffenen Maßnahmen zu Arbeitsplatzgestaltung und Ergonomie, sowie Störungsvermeidung einzuhalten. Andererseits werden auch Führungskräfte für partizipativen Führungsstil und erfolgreiche Kommunikation sensibilisiert.

Mitarbeiter sind weiterhin angehalten, Vorschläge für Fort, -und Weiterbildungen zu liefern. Diese werden mit der zuständigen Führungskraft gemeinsam besprochen und soll die ständige Weiterbildung und die qualifikationsgerechte Beschäftigung sicherstellen.

Die Teilnahme an Angeboten des BGM sieht eine Vergütung mit Bonuspunkten vor. Diese können gesammelt und gegen gesundheitsbezogene Prämien eingetauscht werden. Die Evaluation des BGM wird durch den Wuppertaler Gesundheitsindex oder durch den Eingangsfragebogen durchgeführt (Tintor und Schaupp 2)

4. Gesundheitstag

Nachfolgend soll als ergänzende Maßnahme ein Gesundheitstag in der Quantum GmbH durchgeführt werden. Der Gesundheitstag eignet sich sehr gut, um Mitarbeiter weiter für gesundheitsrelevante Themengebiete zu sensibilisieren und auf das bestehende bzw. entstehende Programm hinzuweisen.

Die Planung und Durchführung des Gesundheitstags erfolgt nach folgenden Handlungsschritten (angepasst nach Tintor und Schaupp 2)

4.1 Klärung der Verantwortlichkeiten

Der Gesundheitstag wird unter der Verantwortung der Fachkraft für betriebliche Gesundheit, sowie der Geschäftsleitung stattfinden. Einzelne Angebote werden an weitere Akteure abgegeben, für die Koordination und die Ergebnissicherheit sind jedoch erstgenannte Personen verantwortlich.

4.2 Analysieren

Anhand der ersten Mitarbeiter, -und Managementbefragungen werden auch für den Gesundheitstag relevante Themenfelder ausgewählt. Der Gesundheitszirkel führt zudem eine freiwillige Abfrage der Interessen der

Mitarbeiter durch und ergänzt somit mögliche Aktionen am Gesundheitstag. Dies soll weiterhin die Teilnahme an den angebotenen Inhalten, sowie die Spezifität erhöhen. Darüber hinaus wird für dessen Planung eine SWOT-Analyse durchgeführt. Dieses Akronym lässt sich wie folgt erklären und dient als Analysetool (Tintor und Schaupp 2).

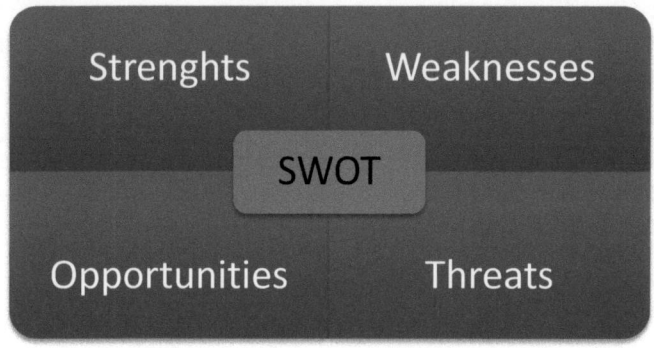

Abbildung 5: SWOT Analyse

1. Strengths (Relative Stärken)

- Gutes Betriebsklima
- Gute Auftragslage
- Erste Erfolge der Maßnahmen
- Offenheit für BGM

2. Weaknesses (Relative Schwächen)

- Aktuell noch immer hohe Fehlzeiten
- Erfolg der Maßnahmen stellt sich nur langsam ein
- Ernährungsangebot noch verbesserungsfähig (Soll – Ist-Vergleich noch different)

3. Opportunities (Möglichkeiten)

- Betriebsklima aufrechterhalten
- Corporate Identity aufbauen
- Weiterbildungsangebote ausbauen

- Mitarbeiterbindung und Auftragslage erhalten und ausbauen

4. Threats (Bedrohungen)
- Nicht alle Führungskräfte sind überzeugt
- Ausgaben für BGM fehlen zunächst bei anderen Investitionen
- Planung, Durchführung und Evaluation benötigen fortlaufend Ressourcen
- Organisation bei Personalwechsel erschwert

Durch die Auswertung der SWOT-Analyse ergeben sich weitere Ansatzpunkte für die Planung und Durchführung des Gesundheitstages und des gesamten BGM (Tintor und Schaupp 2).

4.3 Zieldefinition

Anhand der identifizierten Parameter der SWOT-Analyse werden die Ziele für den Gesundheitstag festgelegt. Es gilt daher, kritische Mitarbeiter und Führungskräfte von dem Konzept zu überzeugen, um Teilhabe an gesundheitlichen Angeboten und deren Planung zu bewerben und somit auch den Erfolg der Maßnahmen langfristig zu erleichtern. Um den kritischen Punkten der Eingangsanalyse zu begegnen sollen weiterhin konkrete Inhalte zu den Punkten Stress, Körperliche Beschwerden und Haltung, sowie Konzentration angeboten werden.

Zudem soll das Zusammenkommen und der Austausch der Mitarbeiter untereinander sowie mit den Führungskräften gewinnbringend für das psychosoziale Umfeld im Unternehmen sein und Grundstein für weitere gemeinsame (gesundheitsbezogene) Aktivitäten darstellen.

Die Veranstaltung soll durch externe Akteure unterstützt werden, die auf relevante Gesichtspunkte aufmerksam machen können. Hierzu gehören ein Augenoptiker, jener Fitnesstrainer, der bereits das Bewegungsangebot anleitet, Vertreter der Betriebskrankenkasse und örtlicher Fitnessstudios, um auf deren Angebot aufmerksam zu machen. Weiterhin werden Referenten zu spezifischen Themengebieten eingeladen.

Die Fachkraft BGM bietet einen strukturellen, organisatorischen Background und stellt beispielsweise BGM den Gesundheitszirkel nochmals vor und moderiert die Abläufe (Tintor und Schaupp 2).

4.4 Konkrete Vorbereitung und Planung

Die geplanten Maßnahmen lauten konkret:

- Fachvortrag zu den Themen Ernährung am Arbeitsplatz und Snacking durch die Fachkraft BGM
- Fachvortrag zu Sitzen und Körperhaltung durch einen externen Physiotherapeuten
- Workshop zu Zielsetzung und Zielerreichung durch einen Mentalcoach oder Führungskräftetrainer
- Beweglichkeitsmessung und Körperanalyse durch einen qualifizieren Fitnesstrainer
- Bewegungseinheiten Fit in der Pause, Feierabend-FIT und Stress-less durch den Fitnesstrainer
- Informationsstände durch die Fachkraft BGM, externe Dienstleister und die BKK
- Sehtest durch einen Augenoptiker
- Streetball
- Offene Sprechstunde des Gesundheitscoachs
- Ausgabe von Handouts zu den Angeboten des BGM

Zur Vorbereitung des Gesundheitstages werden folgende Planungsschritte durchgeführt:

- Klärung der zeitlichen und räumlichen Verhältnisse
- Kontaktaufnahme mit externen Teilnehmern
- Buchung der Referenten
- Infomaterialien erstellen
- Ressourcenplan, -und Durchführungsplan erstellen und von der Geschäftsleitung absegnen lassen
- Kommunikation des Gesundheitstages über Intranet und Email, sowie Aushänge
- Der Tag findet an einem Freitag statt, von dem der halbe Tag während der Arbeitszeit, die andere Hälfte in der Freizeit stattfindet

4.5 Durchführung
- Begrüßung durch die Geschäftsleitung und Fachkraft BGM, sowie den Betriebsarzt
- Hinweis auf die Bewertungsbögen

- Vorstellung der Angebote, Dauer der Veranstaltung von 9:00-16:00
- Ganztätige Angebote sind:
  - Sehtest
  - Sprechstunde Gesundheitscoaching
  - Infostände
  - Beweglichkeitsmessung und Körperanalyse
- Die weiteren Angebote finden wie folgt statt:
  - 9:00-10:00 Vortrag Ernährung am Arbeitsplatz
  - 10:00-11:00 Workshop Zielerreichung und Motivation
  - 11:00-11:30 Bewegungseinheit Fit in der Pause
  - PAUSE
  - 13:00-14:00 Fachvortrag Sitzen und Körperhaltung
  - 14:00-15:00 Streetball
  - 15:00-16:00 Entspannungstraining: Stress-Less

4.6 Nachbereitungen

- Aufräumen der Stände
- Feedback der externen Teilnehmer einholen
- Evaluation der Meinungsabfrage
- Mail mit Danksagung für die Teilnahme an Mitarbeiter und erneuter Aufruf zur Teilhabe

4.7. Nachhaltigkeit

Der Gesundheitstag soll für alle weiteren Maßnahmen eine initiale Veranstaltung sein. Daher ist die Nachhaltigkeit ein zentraler Gesichtspunkt dieser Veranstaltung. Die Erfahrungen der Teilnehmer fließen im Rahmen des PDCA-Zyklus in die laufende Neubewertung ein und sollen das Angebot fortwährend überprüfen und verbessern.

Um die Nachhaltigkeit des Gesundheitstages sicherzustellen, werden die Meinungsabfragen ausgewertet und auch von externen Diensteleistern ein Feedback eingeholt. Der Gesundheitstag dient weiterhin dazu, über die Angebote und deren Rahmenbedingungen zu informieren. Daher wissen nun alle teilnehmenden Mitarbeiter, welche BGM-Maßnahmen bei der Quantum GmbH existieren und können diese wahrnehmen.

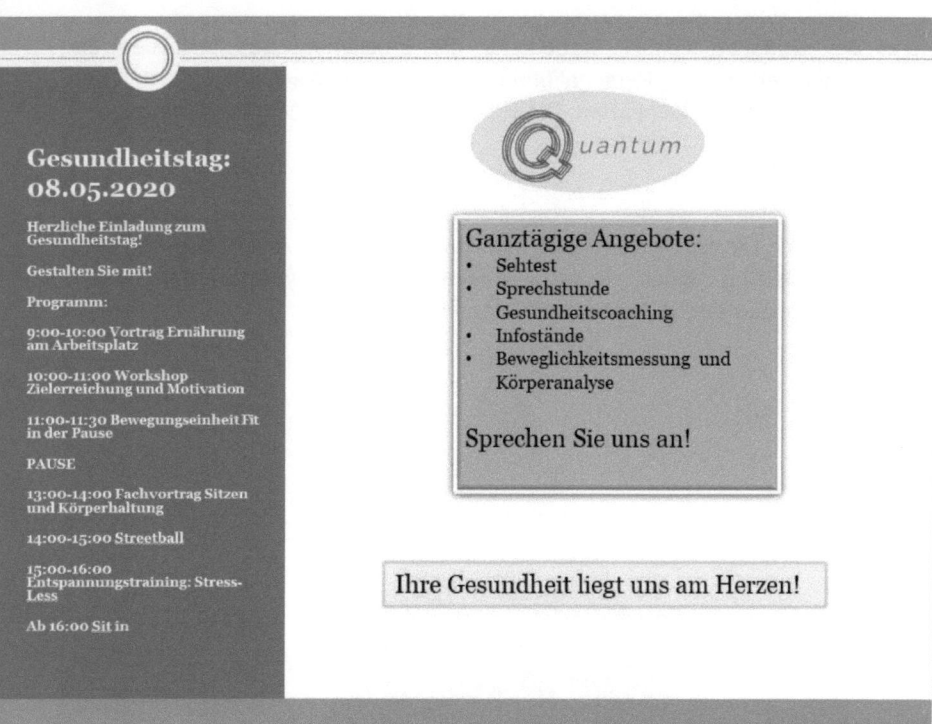

Abbildung 6: Flyer Gesundheitstag

5. Leitbild

Wie bereits mehrfach angedeutet, soll für das Gelingen des BGM ein Unternehmensleitbild im Sinne einer Corporate Identity etabliert werden. Dieses Leitbild soll die Identifikation mit dem Unternehmen erhöhen, sowie sicherstellen, dass an den gleichen Zielen gearbeitet wird. Weiterhin dient das Leitbild als Leitfaden für zwischenmenschliches Verhalten und den Rahmenbedingungen für die Arbeit bei der Quantum GmbH. Bezogen auf das BGM soll das Leitbild die Mitarbeiter dazu ermutigen, sich aktiv den Angeboten zu beteiligen und diese mitzugestalten.

Das Leitbild regelt das Selbstverständnis des Unternehmens und der Mitarbeiter. Daher kann es nutzbringend für die Etablierung eines BGM eingesetzt werden, um das Thema Gesundheit im Selbstverständnis des Unternehmens und der Mitarbeiter zu verankern (Tintor und Schaupp 2).

In der Quantum GmbH wurden für die Etablierung des Leitbildes die Handlungsfelder Personalführung, Personalentwicklung und Arbeitsorganisation identifiziert. Die Erstellung erfolgt in mehreren Phasen.

1. Phase

In dieser Phase werden Vorbereitungen getroffen, um das Leitbild zu entwickeln. Hierfür steckt die Fachkraft BGM in Absprache mit der Geschäftsleitung einen groben Rahmen. Die Keypoints der ersten Planungsphase sind in Abbildung 7 dargestellt.

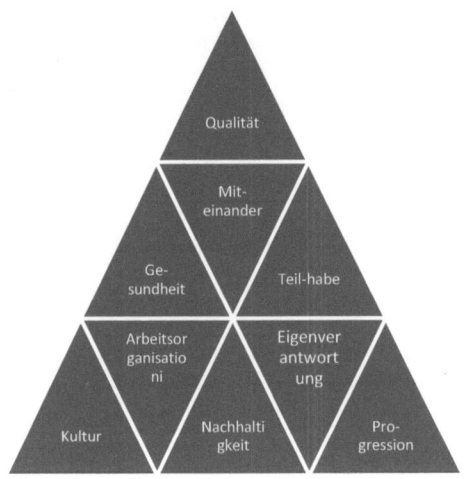

Abbildung 7: Phase 1 Leitbild

2. Phase

Um die Akzeptanz und die tatsächliche Identifikation mit dem Leitbild zu gewährleisten, darf dieses jedoch nicht von oben herunter diktiert werden. Die Teilhabe aller Mitarbeiter ist für dessen Erstellung wichtig. Daher werden in einem zweiten Schritt die Grobstrukturen an die Abteilungsleiter weitergereicht.

3. Phase

Nachdem die einzelnen Führungskräfte ihr Feedback beigesteuert haben, ruft die Geschäftsführung ein Meeting ein. An diesem sollen neben der

Geschäftsleitung selbst, die Fachkraft BGM, die Führungskräfte und freiwillige Teilnehmer der weiteren Belegschaft teilnehmen. Der Betriebsrat kontrolliert das Ergebnis. Der Leiter der Personalabteilung und ggf. Mitarbeiter dieser Abteilung sind dabei für Aspekte verantwortlich, die der Personalverantwortung,- und Entwicklung zugehören. Das Handlungsfeld der Arbeitszeitregelung fällt in den Verantwortungsbereich der Geschäftsführung und wird durch den Betriebsrat kontrolliert. Alle Punkte, die in das Leitbild aufgenommen werden, bedürfen einer absoluten Mehrheit dieser Sitzungsteilnehmer.

Das Ergebnis der Sitzung ergibt das vorläufige Unternehmensleitbild, das von einem Protokollanten ausformuliert und erneut zur Prüfung vorgelegt wird.

Das finale Leitbild der Quantum GmbH stellt sich folgendermaßen dar.

Was wir tun
Wir, die Quantum GmbH produzieren mit Leidenschaft professionelle Steuer, - und Messgeräte für anspruchsvolle Kunden weltweit. Die Qualität unserer Produkte ist die Messgröße unseres Unternehmens. Um diese zu gewährleisten leben und arbeiten wir bei Quantum partnerschaftlich, professionell und in flachen Hierarchien. Denn ohne unsere Mitarbeiter als ein großes Team, sind wir nicht handlungsfähig.

Nur gemeinsam schaffen wir für unsere Kunden maximalen Nutzen und individuelle Lösungen. Unser Team steht für Innovation und Kundenorientierung in eigenverantwortlichem Handeln jedes Mitarbeiters und deren aktive Teilhabe an der Ausrichtung des Unternehmens. Bei Quantum ist niemand verzichtbar. Hierfür erhält jeder Mitarbeiter die notwendigen Handlungsfreiheiten, Fortbildungen und Förderungen. Die Einhaltung dieser Version bietet Sicherheit, Kohärenz und Diversität.

Unser Leitbild ist der Maßstab, an dem wir uns selbst messen. Der Umgang mit Kunden, Mitarbeitern und Partnern folgt einem einheitlichen Verständnis von Wertstabilität und Menschlichkeit. Mit unserem Leitbild übernehmen wir Verantwortung für alles, was im Namen der Quantum GmbH geschieht. Offene Kommunikation und ehrliche Wertschätzung von Kollegen und Vorgesetzten bilden die Grundlage für ein kollegiales Miteinander. Im Sinne der Mitarbeiterförderung ist es ein hohes Ziel der Quantum GmbH, ein attraktiver Arbeitgeber zu bleiben und somit die Arbeitsmarktfähigkeit weiterhin hoch zu halten. Fortlaufende Entwicklung und zyklische Überprüfung unserer Prozesse gewährleisten Progression in Personalbetreuung und

Wirtschaftlichkeit der Unternehmung. Unter diesen Maximen ist die Gesunderhaltung der Mitarbeiter eine absolute Voraussetzung. Die Gesunderhaltung und Gesundheitsförderung im Rahmen eines übergeordneten Managements liegt in der Verantwortung der Firma als Ganzes, sowie jedes Einzelnen. Die Quantum GmbH verpflichtet sich daher mit diesem Leitbild zur Schaffung gesundheitsförderlicher Rahmenbedingungen, sowie zum Angebot spezifischer Maßnahmen der Verhaltens, -und Verhältnisprävention.

Als modernes Unternehmen legen wir großen Wert auf Individualität und sind in hohem Maße daran interessiert Mitarbeiter jeden Alters, Geschlechts, Herkunft oder weiterer Persönlichkeitsmerkmale gleichermaßen zu beschäftigen und zu fördern. Quantum lebt von Diversität. Hierfür arbeiten wir ständig an Arbeitszeitmodellen, die die persönlichen Lebenshintergründe der einzelnen Mitarbeiter berücksichtig und deren volles Potenzial unterstützen.

Unter Nachhaltigkeit verstehen wir einerseits unsere Verpflichtung gegenüber unserer Lebenswelt, andererseits auch den Fortbestand unserer Unternehmung und den Wissenstransfer auf jüngere Generationen. Somit begrüßen wir erfahrene Mitarbeiter in unserem Unternehmen und stellen Strukturen zur Verfügung, wie nachhaltige Qualität sichergestellt werden kann.

Um weiterhin auch die Nachhaltigkeit einzelner Rahmenbedingungen sicherstellen zu können, soll vor allem die Gesundheit der Belegschaft als oberstes Ziel und Grundvoraussetzung weiteren Handelns fortbestehen.

Nachhaltigkeit des BGM

Durch die Schaffung neuer Organe, wie den Gesundheitszirkel und verschiedener Angebote, konnte das BGM bisher gut in bestehende Strukturen der Quantum GmbH integriert werden. Hauptverantwortliche für dessen Gelingen sind die Fachkraft BGM, die Geschäftsleitung, der Gesundheitszirkel und ferne auch der Betriebsrat in seiner Kontrollfunktion, sowie jeder einzelne Teilnehmer und Akteur. Daher finden quartalsweise Meetings statt, bei denen die Geschäftsleitung, der Betriebsarzt, die Fachkraft BGM, die Führungskräfte, sowie interessierte Mitarbeiter teilnehmen und den Verlauf des BGM eruieren. Dabei soll besonderes Augenmerk auf die Handlungsfelder Eigenverantwortung, Arbeitszeitregelung und Arbeitsmarktfähigkeit gelegt werden. Arbeitsschutzmaßnahmen werden durch den Betriebsarzt und die Fachkraft für Arbeitssicherheit sichergestellt, welche unter anderem regelmäßige Arbeitsplatzbegehungen durchführen und auf die Einhaltung von Sicherheitsvorschriften achten. Weiterhin werden von den Führungskräften eigenverantwortlich relevante Mitarbeiterschulungen geplant, die ein gesundheitsförderliches Verhalten am Arbeitsplatz verbessern sollen.

Für das betriebliche Wiedereingliederungsmanagement ist der Leiter der Personalabteilung, sowie der Betriebsarzt verantwortlich. Diese nehmen mit (Langzeit)-Abwesenden Kontakt auf und klären alle Details bis zur Wiederaufnahme der Tätigkeit. Somit soll die Zahl der Rückfälle in den Krankenstand reduziert werden. Die Aufrechterhaltung von personellen, sowie strukturellen Ressourcen, die im Rahmen des BGM geschaffen wurden liefert vielseitige Ansatzpunkte der Gesundheitsförderung. Diese Ressourcen sind der Grundstein der nachhaltigen Gestaltung und sind durch ihre Verankerung im Leitbild zentraler Unternehmensbestandteil. Dies schafft Planungssicherheit und Nachhaltigkeit bezüglich der Mitarbeitergesundheit.

Spezifische Tools aus dem Projektmanagement wie der PDCA Zyklus und fortlaufende Mitarbeiterbefragungen ermöglichen weiterhin, die bestehenden Strukturen ständig weiterzuentwickeln und auf die aktuellen Bedürfnisse des Unternehmens anzupassen. Letztlich sollen im weiteren Verlauf der Maßnahmen auch Möglichkeiten der Digitalisierung vermehrt wahrgenommen werden, um Ressourcen zu sparen und die Partizipation zu erleichtern.

6. Fazit

Für die Einführung eines BGM in der Quantum GmbH wurden alle notwendigen Schritte von der Planung über die Durchführung bis zur Evaluation abgegangen. Dafür wurde beschrieben, welchen Bedarf das Unternehmen vorrangig hat, welche Maßnahmen hierfür in Frage kommen und welche kritischen Faktoren es zu kontrollieren gilt. Anhand dessen wurde eine Machbarkeitsanalyse und eine Zieldefinition durchgeführt, die über zyklische Wiederholung zu einem langfristigen Konzept erhoben wurden. Durch den Einbezug aller relevanten Akteure und der Mitarbeiter konnte die Partizipation und Akzeptanz gewährleistet werden.

Neue Aufbau, -und Ablauforganisationen ermöglichen weiterhin die Integration in den betrieblichen Alltag und das Tagesgeschäft. Somit bleiben Gesundheit und wirtschaftlicher Erfolg der Quantum GmbH vereinbar und stehen sich nicht entgegen. Hierfür wurden die Verantwortlichkeiten geklärt und neue Betriebsorgane wie den Gesundheitszirkel geschaffen. Die psychosozialen Belange der Mitarbeiter und das zwischenmenschliche Verhältnis untereinander wurden ebenso durch den durchgeführten Gesundheitstag verbessert wie das Bewusstsein für die individuelle Gesundheit, sowie die Gesundheitsangebote des Unternehmens (Tintor und Schaupp 1&2).

Durch die Stetige Wiederholung der Planungskreisläufe und der erhöhten Mitarbeiterbindung stehen dem langfristigen Erfolg des BGM bei der Quantum GmbH nichts im Wege.

Literaturverzeichnis

- Badura, Bernhard (2006): Prävention: Ausgewählte Beiträge des Nationalen Präventionskongresses Dresden. Berlin: Springer.
- Dr. Maja Tintor; Schaupp, Hans Dieter: Lehrskript_AoS_wirt134_21. Leitlinien des Betrieblichen Gesundheitsmanagements. 1
- Dr. Maja Tintor; Schaupp, Hans Dieter: Lehrskript_AoS_wirt135_20. Strategien des Betrieblichen Gesundheitsmanagements. 2
- Matusiewicz, David; Kaiser, Linda (2018): Digitales Betriebliches Gesundheitsmanagement. Wiesbaden: Springer Fachmedien Wiesbaden.
- Pfannstiel, Mario A.; Mehlich, Harald (2016): Betriebliches Gesundheitsmanagement. Wiesbaden: Springer Fachmedien Wiesbaden.